Comment j'ai vaincu l'impuissance masculine

Georges Alain Nesmond

Vaincre le dysfonctionnement érectile

Introduction

Le dysfonctionnement érectile ou l'impuissance masculine est un sujet tabou, difficile à aborder. En plus de créer de la frustration, le dégoût de soi, la honte, il affecte le mental et crée le doute. Lorsque l'on en souffre combien n'est-on pas tenté de baisser les bras pour se laisser écraser par elle, car elle peut se révéler tenace.

L'impuissance masculine n'est pas une fatalité ; c'est une maladie comme tout autre dont l'on peut aussi guérir. Il faut la combattre, c'est tout.

Dans ce livre, j'explique dans les détails comment je l'ai combattu jusqu'à la vaincre. Si j'ai pu la vaincre, c'est que tout le monde peut la vaincre.

Vaincre le dysfonctionnement érectile

Table des matières

Vaincre le dysfonctionnement érectile

Vaincre le dysfonctionnement érectile

C'est quoi l'impuissance masculine ou dysfonctionnement érectile ?

On parle de dysfonctionnement érectile ou d'impuissance masculine, lorsque l'on est confronté à l'un des quatre cas ci-après :

1. absence d'érection
2. érection éphémère ;
3. érection molle ;
4. éjaculation précoce.

Absence d'érection : le sexe ne rentre pas en érection ou ne se lève pas, comme il se dit dans le langage populaire.

Erection éphémère : Il peut arriver que le sexe entre en érection, mais pas durablement. En quelques battements de cils, il retombe, comme une feuille morte.

Erection molle : l'érection n'est pas assez rigide pour qu'il y ait pénétration.

Ejaculation précoce : c'est une éjaculation qui survient avant la pénétration, ou pendant la pénétration ou peu après la pénétration.

En résumé, il y a dysfonctionnement érectile lorsqu'il y a incapacité de pénétration. Les études révèlent que cela est dû à une mauvaise circulation du sang dans l'appareil génitale de l'homme et que cela affecte en générale un homme sur dix après cinquante ans.

La genèse de ma maladie

La première fois où j'ai été confronté à un dysfonctionnement érectile, j'ai éjaculé aussitôt que je suis rentré en érection. J'en avais été à la fois étonné et choqué. Parce que bien entendu, j'en étais à ma première expérience, n'y étais pas préparé, et n'avais jamais imaginé que cela pouvait m'arriver aussi. Ce que j'ignorais, c'est qu'en tant qu'humains, nous sommes tributaires de tout. Autrement dit, cela n'arrive pas qu'autres.

Comme cela s'est produit un soir ; le lendemain matin, je me suis rendu dans une pharmacie où l'on m'a conseillé un médicament qui m'a aidé à me ressaisir. Pendant un certain temps, j'ai eu à utiliser ce médicament dont je me procurais sans ordonnance médicale.

La deuxième panne est survenue, quelques années plus tard, un soir après une grosse journée : épuisé par mes activités et par mes différents déplacements dans les transports en commun, je ne suis pas entré en érection immédiatement comme un homme normal. C'est après m'être reposé, avoir bu un peu d'eau fraîche que j'ai pu retrouver l'énergie nécessaire pour jouer mon rôle d'homme.

Les pannes érectiles, qui se résorbent, après le repos, avec un verre d'eau ou un verre de jus de fruits frais, se sont répétées sur trois ou quatre ans avant d'évoluer vers une forme plus compliquée.

Cette nouvelle forme, je l'ai expérimentée avec ma nouvelle compagne. Les préliminaires se sont déroulés normalement : érection parfaite, désir présent, mais au moment de passer à l'acte, je ressens une chute de tension au niveau de mon appareil génital qui faiblit tout à coup. Impossible de continuer les ébats. Comme nous n'avions pas encore effectué des examens de sérologie pour déterminer si nous ne traînions pas de maladies transmissibles par le sexe, j'ai feint la prudence et suis rentrer chez moi sans éveiller les soupçons de ma partenaire.

J'ai été visiteur médical ; de ce fait, le milieu du médicament ne m'est pas étranger. Le lendemain, je me rends en pharmacie pour me procurer le médicament qui au départ m'a aidé à retrouver une sexualité normale. Or, il n'est plus distribué en pharmacie, car retiré de la vente.

À la suite de cela, je rencontre mon médecin traitant qui me prescrit un bilan de santé et un médicament bien connu dont je tairai le nom. Ce produit, je n'ai pas pu le supporter, faisant mon pouls s'accéler et s'affoler, mon cœur battre sourdement, ma vue se brouiller et ma tête se fendre. J'ai stoppé le traitement. Mieux vaut demeurer impuissant que de se retrouver six pieds sous terre, prématurément ! J'ai donc préféré me concentrer sur mes analyses médicales. En effet, derrière un dysfonctionnement érectile, peuvent se cacher diverses maladies : hypertension, diabète, insuffisance rénale, insuffisance cardiaque ou respiratoire… Toutefois, mon bilan de santé ne révèle rien d'anormale : glycémie, tension artérielle, créatinine etc. tout est correct.

A la recherche d'une solution.

Si tout est normal ; pourquoi suis-je incapable d'avoir une érection normale ? Il me fallait m'investir dans la recherche de la source de mon mal. Comme pendant la même période, je souffrais d'une sinusite et d'un mal de dos chroniques ; est-ce qu'ils n'étaient pas la cause de ce dysfonctionnement ? Lorsque je pose la question à mon médecin, il me répond qu'il n'existe aucun rapport entre la sinusite et le dysfonctionnement érectile, pareil pour le mal de dos.

Mon travail, à ce moment-là, consistant à distribuer des imprimés dans les boîtes à lettres. Est-ce que ce dysfonctionnement n'est pas lié à mes longues journées de marches ? A cette autre question, mon médecin me rassure :

— La marche est une pratique sportive recommandée pour garder une bonne santé. (Toutefois, il manquait un détail que nous verrons dans la suite.)

Dans la foulée, il me prescrit une panoplie de médicaments qui en définitive ne résolvent pas mon problème de santé.

Ainsi, un ami, à moi, me conseille-t-il de consulter un médecin acupuncteur ; j'en rencontre un à qui me plante des aiguilles un peu partout sur le corps (ce n'est pas douloureux), toutefois comme les autres fois, le résultat est décévant. Mon mal de dos continue ; mon visage et ma tête ne se contentent plus d'être lourds, ils sont accompagnés de saignements du nez ; quant à mon appareil génital, il s'est distendu, comme de l'élastique, sans aucune rigidité. Même si je me désaltérais avec du jus de fruit frais ou de l'eau, rien n'y faisait..

La rencontre avec des spécialistes

Mon médecin me recommande de voir un urologue et un otorhinolaryngologiste ou médecin ORL.

Si avec l'urologue, j'ai pu obtenir tout de suite un rendez-vous, avec le médecin ORL cela n'a pas été le cas. Je dois patienter, parce qu'il est surbooké.

L'urologue me prescrit un checkup pour dépister des maladies de toutes sortes notamment celles liées à la prostate. Après examens, aucune maladie n'a été détectée : ma prostate garde une taille normale avec un contour régulier, mes constantes aussi sont normales : tension artérielle normale, glycémie normale...

Est-ce que l'on ne m'a pas lancé un sort ?

En ma qualité d'Africain, cette éventualité n'est pas à écarter. En Afrique, on peut vous empoisonner sans poison, vous fusiller sans fusils, vous planter des aiguilles dans le corps sans aiguilles et vous égorger sans couteaux. Et si une personne jalouse, méchante, tapis dans l'ombre me voulait du mal ? En y pensant, j'ai senti mon cœur battre très fort. Mais, séance tenante, je me rassure :

— Stop ! ne multiplie pas tes soucis. Si en plus de tes ennuis de santé, tu dois traîner une souffrance morale ou psychologique, c'en sera fini pour toi !

Si je me reconnais une force, c'est mon aptitude à résister à la panique, à la peur et tout le stress que cela peut engendrer. Ce sont des états d'esprit néfastes, pires que du poison, qui tuent à petit feu. Aussi peut-on me classer dans la catégorie des hommes au mental fort. Il peut m'arriver d'être ébranlé par un fait, une situation, une nouvelle, mais je ne les laisse jamais me submerger ou me perturber. Il peut m'arriver d'être triste, d'être découragé, ou d'avoir peur, mais je ne laisse pas cette situation me miner. Si je ne maîtrise pas ce qu'il arrive à mon corps ; mes pensées, en revanche, je dois pouvoir les dompter ! La durée maximale d'affliction chez moi, c'est 24 h. Pour moi, la réponse à mes problèmes ne doit pas résider dans les lamentations, les gémissements qui, somme toute, épuisent les défenses immunitaires et provoquent des maladies, mais dans la recherche de leurs solutions.

A la recherche d'une solution sur Youtube.

Il existe une parole biblique que j'aime particulièrement, c'est celle de Jésus Christ qui dit : "Cherchez et vous trouverez ; frappez et l'on vous ouvrira, demandez et vous recevrez..."

Ma santé dans l'ensemble déclinait, ne m'offrant aucune perspective de guérison à l'horizon. Or, le médecin ORL, sur qui je comptais pour au moins stopper mes saignements du nez, n'est pas près de me recevoir maintenant ! A qui la faute, s'il m'arrivait quelque chose entretemps ? Ce ne sera pas l'état qui a mis tout en oeuvre pour m'offrir des soins de meilleure qualité, ce ne sera pas non plus le médecin qui non seulement ne sait même pas que j'existe, mais aussi n'a pris aucun engagement avec moi. S'il existe bien quelqu'un à incriminer ou à plaindre, ce sera ma personne.

L'humanité traverse des moments extraordinaires avec l'avènement d'Internet : c'est un puissant outil qui a largement démocratisé le paysage de la communication et celui de l'apprentissage. On peut s'instruire à partir d'Internet. Bien sûr que l'on ne devient pas médecin, économiste ou avocat rien qu'en allant s'informer ou se former sur Internet, ce serait trop facile. Toutefois, on en apprend, au moins les rudiments et ce n'est pas mauvais.

Je me décide, donc, d'aller scruter des solutions sur la toile, c'est alors que je tombe sur une vidéo qui parle de l'urinothérapie, Amarolie : une médecine millénaire dont les origines remontent en Inde et s'avère être pratiquée par des millions de Chinois et d'Indiens. Un couple de Canadiens vantait les merveilles de cette médecine naturelle. Ils affirmaient boire leurs urines tous les matins. L'homme fut le premier à s'y mettre ; la femme, elle avait longuement hésité avant de lui emboîter le pas.

S'il y a une qualité ou un défaut dont je me reconnais, c'est la curiosité. J'aime bien comprendre, expérimenter. Voici le raisonnement que j'ai tenu après lecture de cette video : "S'ils boivent leur pisse, n'en meurent pas et viennent en témoigner sur le Net, c'est que cela ne peut pas être un simple bluf. Même si c'en était un, qu'est-ce que cela me coûte d'essayer ? L'urine pue, elle est la poubelle de l'organisme, donc naturellement répugnante. Cependant, à partir du moment où elle peut être la solution à mon problème ; pourquoi ne pas essayer ?

Il est midi, lorsque je me dirige vers les toilettes et urine dans un verre. A l'idée de le faire, j'étais tétanisé, mais il fallait y aller. Je ferme les yeux et y goutte.

Pas mal : ça le goût de la bière. J'en bois une bonne petite gorgée et verse le reste. Si je suis curieux, je ne suis pour autant pas un suicidaire. L'urine, personne n'en parle en bien, sauf eux ; d'aucuns disent même que c'est du poison. Du poison à petite dose, cela peut trouver solution, mais en surdose, ça peut être fatale.

Trente minutes, rien. Une heure, rien. Je ne suis ni mourant ni intoxiqué : je ne ressens rien d'anormal. Je repars dans les toilettes, j'emplis mon verre d'une rasade d'urine que je bois d'une traite.

Le lendemain, je me réveille comme d'habitude, avec bien entendu les mêmes problèmes de santé, mais l'effet de poison redouté ne s'est pas produit.

Les maladies, on n'en guérit pas d'un coup de baguette magique, je le savais. Certaines d'entre elles, avant d'en ressentir les symptômes, ont dû s'installer progressivement, pendant des mois voire des années. Les guérisons aussi suivent le même processus. Alors, je me dis que je pouvais me soigner en buvant mes urines.

Les bienfaits de l'urine fermentée.

Le périnet est un muscle qui relie l'anus avec la verge, pour ce qu'il est des hommes. Selon les tutoriels qui en parlent, le stimuler en le contractant pendant quelques secondes et en le relâchant durant le même laps de temps, un certain nombre de fois, cela pouvait aider à maintenir une bonne érection. Alors que tous les matins, je buvais un verre de mes urines, je pratiquais cet exercice pour booster mon périnet. Je faisais aussi de l'exercice physique, notamment de la musculation, pour aider à développer les muscles en dessous de ma ceinture.

C'est alors qu'un jour, je reçois la visite de ma cousine, je ne sais plus dans quelle circonstance, toutefois, pendant que nous papotions, je lui parle des bienfaits de l'urine. Elle confirme les informations fournies par le tutoriel et va plus loin en déclarant ceci :

— L'urine est encore plus efficace lorsqu'elle est fermentée : elle se bonifie avec le temps. Dans la suite, elle explique comment l'urine fermentée pouvait guérir nombre de maladies jugées inguérissables dont les cancers. Elle donne le témoignage de la guérison d'un grabataire, en phase terminale au service des maladies infectieuses au CHU de Treichville à Abidjan.

J'ai ri sous cape. Ma cousine, je la savais très éloquente, très intelligente, mais aussi capable d'hyperboles.

J'ai obtenu mon Baccalauréat au Lycée Garçon de Bingerville en Côte d'Ivoire. Il fut une année où, lorsque j'étais en Terminale, est survenue une coupure d'eau dans l'établissement scolaire. Deux mois durant nous avions manqué d'eau dans les dortoirs et j'ai vu comment l'urine pouvait attirer les asticots autant que les matières fécales.

J'étais certes curieux, voire intrépide, prêt à tout expérimenter, mais pas assez fou pour boire de la pisse pourrie !

Guérison de la sinusite

La sinusite dont j'ai souffert, en plus du sang qui me coulait par les narines, se manifestait par de la lourdeur au niveau du nez, des muscles faciaux et de la partie centrale du crâne : le calice jusqu'à la lie. Je l'ai contracté à mon arrivée en France, au début des années 2000. J'ai eu à effectuer en son temps des examens qui ont révélé des polypes, une croissance anormale de tissus, prélude d'un cancer. Mon médecin d'alors avait préconisé une intervention chirurgicale qui toutefois n'a pas eu lieu, car j'en avais été guéri. L'obtention d'un lieu d'hébergement mieux aéré avait fini par en avoir raison. Mais, bien des années plus tard, j'ai dû connaître une rechute de cette maladie.

Il m'arrivait de me réveiller en sursaut sans aucunes raisons apparentes.

J'ai pendant longtemps été prédicateur dans une église évangelique, ce qu'il suppose que je maitrisais plus ou moins l'art de parler en public. Or, il fut un moment où du fait de ce mal, je me perdais carrément dans mes locutions ou dans mes discours au point où je me suis interdit de prendre la parole en public. Je parlais peu pour éviter de balbutier afin de demeurer digne.

Je ne supportais pas de garder la tête nue ni de me retrouver enfermé dans un endroit clos, peu aéré. Cela m'étourdissait et me mettait très mal à l'aise. Lorsque le froid me touchait la tête, il se déclenchait aussitôt chez moi de l'insomnie. Pour prévenir cela, dès que je revenais d'au-dehors, je me mettais sous la douche et me coulait de l'eau tiède sur la tête. Cela permettait au sang de circuler convenablement dans mon corps et bien entendu dans ma tête.

Il m'arrivait de vivre la réalité comme dans un rêve. Ma santé dans l'ensemble devenait préoccupante, comme j'ai eu à le dire, au chapitre précédent.

Je ne sais pas s'il faut classer cela sur le compte du hasard, de la manisfestation du subconscient ou d'une main divine, cependant, une pratique anodine va changer radicalement la donne.

En plus de boire mes urines, j'en recueillais pour m'en frictionner le corps avant de me passer du savon et de me mettre sous la douche. Cela offrait un bel éclat à ma peau.

Il m'arrivait de ne pas utiliser toute la quantité de liquide à ma disposition. Aussi, le lendemain ou le surlendemain, je me servais de fond d'urine pour me laver.

Et puis, un jour j'ai voyagé, suis allé en Corrèze, précisément à Brives la Gaillarde où j'ai passé une semaine. A mon retour, je constate que mon fond d'urine non utilisé s'est fermenté, sa couleur jaune a viré au marron foncé. C'est alors qu'une voix intérieure me dicte ceci :

— Et si tu y goûtais, sait-on jamais ?

Je disposais d'un verre à thé dans l'armoire de ma cuisine ; je le remplis au quart d'urine fermentée, je ferme les yeux, me pince les narines et bois le contenu d'une traite. Il était si fort que j'ai eu l'impression d'avoir bu une boisson forte. J'ai dû me coucher pour éviter de m'emmeler les pieds et me retrouver par terre. Puis, comme une sonde, je le sens me parcourir le corps : le nez, les yeux, les muscles faciaux, le crâne… Pas plus de deux minutes plus tard, me voici debout, soulagé.

L'effet du médicament bon pour guérir une maladie se reconnaît à sa première utilisation.

— S'il a pu agir de la sorte par voie orale, c'est qu'il peut avoir un effet bénéfique en l'appliquant localement.

Je me procure un flacon de collyre à la pharmacie, le vide de son contenu, le rince proprement et l'emplis de pipi fermenté. Je m'en mets une goutte dans l'œil droit.

Le piment antillais, j'en ai mangé une fois, croyant avoir affaire à de la tomate ; je peux l'affirmer : il brûle dans la bouche comme si l'on avait avalé des braises. Cependant, le pipi fermenté est plusieurs degrés au-dessus. Je prends mon courage à deux mains en m'en mets dans l'autre œil gauche et dans les narines. Je ressens l'effet du médicament jusque dans les oreilles.

Quelques cinq minutes plus tard, je me sens soulagé.

Ce jour-là, j'ai dormi comme un bébé, moi qui souffrais d'insomnie du fait de cette lourdeur qui n'en finissait pas.

Deux jours, plus tard, les saignements du nez ont cessé. Les lourdeurs faciales et crâniennes ont disparu.

J'ai annulé mon rendez-vous avec le médecin ORL.

L'urine fermentée, une panacée.

L'urine fermentée, j'en étais un détracteur sans l'avoir expérimentée. Aujourd'hui j'en suis devenu non seulement un adepte, mais aussi un fervent défenseur. Je la conseille à qui veut m'écouter. De ce fait, j'ai encouragé des parents et des amis à l'utiliser sur diverses maladies et les résultats ne se sont pas fait attendre.

Une amie à moi, dont je tairai le nom, a souffert de la covid19, après sa guérison, elle ne se retrouvait plus, devenue l'ombre d'elle-même. Lorsque je lui ai demandé si elle pouvait boire de l'urine fermentée, elle m'a répondu :

— Si c'est pour recouvrer ma santé, pourquoi ne pas essayer ?

Elle a bu ses urines et aujourd'hui en est devenue un chantre comme moi.

J'ai une autre amie qui souffrait de cristaux (franchement, je ne puis dire exactement de quoi il s'agit, je ne fais que reprendre ce qu'elle m'a rapporté) un médecin pourrait mieux l'expliquer, toutefois en buvant son urine fermentée, elle n'a plus jamais entendu parler de cristaux. Pourtant, on lui parlait d'intervention chirurgicale.

Un jour, je reçois un appel téléphonique de Côte d'Ivoire, lorsque je décroche, je suis accueilli presque par des larmes ; un parent à moi dont le frère est décédé de diabète me rapporte que l'on lui a diagnostiqué un début de diabète. Je le console et lui donne ma recette, il ne rechigne pas à l'appliquer. Un mois plus tard, il m'appelle pour m'annoncer la bonne nouvelle : le taux de sucre dans son sang s'est normalisé. Il est aussi devenu un adepte de cette médecine millénaire.

Les personnes malades à qui j'ai conseillé cette médecine et qui ont recouvré leur santé de son fait sont légion.

Cela va faire bientôt cinq ans que je n'ai pas mis les pieds dans un hôpital et suis convaincu que ce sera pour très longtemps.

Urine fermentée et impuissance masculine

La sinusite, j'en étais sauvé, mais pas du dysfonctionnement érectile. Mon mal de dos, en pratiquant des exercices physiques appropriés découverts sur Youtube, s'est considérablement amélioré. Sur l'échelle de douleur ou de gêne allant de 1 à 10, j'en n'étais plus qu'à 1. Parfois, il m'arrivait de passer des mois sans ressentir aucunes douleurs.

Mon problème sexuel, cependant, lui, demeurait, voire s'empirait. Car, maintenant, dès que je rentrais en érection, j'éjaculais la seconde suivante ; mon sexe était devenu flasque comme de l'élastique et flottait comme une feuille de papier. C'était à la fois frustrant, culpabilisant et honteux. Je ne pouvais pas regarder ma partenaire dans les yeux : j'étais impuissant sur tous les plans. Que dire dans une situation pareille ?

— Oui, chérie, je m'en remettrai, demain. Pourtant, lorsqu'il est demain ; c'est rebelotte !

L'urine fermentée est une panacée, j'en suis convaincu, bien entendu du fait de ses effets sur ma personne, mes amis et mes connaissances, mais aussi en raison du bien que l'on en dît. Des recherches scientifiques effectuées sur l'urine existent et il en ressort qu'elle est une somme incommensurable de biomolécules nécessaires au bon fonctionnement de l'organisme. En Inde, l'urine de vache est largement utilisée dans la médecine ; en Chine, au Japon ce sont des millions de personnes qui l'utilisent ; certaines études scientifiques ont prouvé l'efficacité de l'urine de dromadaire sur le traitement de certains cancers.

J'ai entendu certaines personnes, du monde médical, affirmer que l'urine n'est pas stérile. De mon avis, ils apportent de telles allégations parce qu'ils ne l'ont pas expérimentée. J'ai bu de l'urine vieille de deux ans et je ne m'en suis pas mieux porté de toutes la vie. L'urine se bonifie avec le temps, comme le vin. Car, plus elle est vieille, plus elle est efficace.

J'étais donc convaincu que ma guérison se trouvait dans l'urinothérapie. Pour moi, à ce moment-là, il était question de chercher la meilleure voie d'utilisation de ce déchet organique comme médicament.

Vers la guérison

J'ai découvert une vidéo qui disait ceci :

— En associant l'urinothérapie avec un jeûne sec de quinze jours, on peut guérir de l'impuissance sexuelle.

Le jeûne sec ayant démontré sa capacité à lutter contre les maladies par le processus d'autophagie, j'étais convaincu qu'en l'associant à l'urinothérapie, je pouvais obtenir satisfaction. Je m'y suis donc mis et au bout de quinze jours, je me sentais mieux, mais ce fut de courte durée, parce qu'un mois plus tard mes faiblesses avaient repris leur droit.

Avec cet échec, je me suis demandé si cela n'était pas lié à mon âge. Mais, en même temps, en voyant un proche, à moi, plus âgé, qui venait d'avoir des enfants ; j'ai mis le facteur âge au rebut. En outre, j'avais lu certaines publications de spécialistes qui affirmaient que même si l'impuissance sexuelle s'observait plus chez les plus de cinquante ans, l'âge ne la justifiait pas.

J'ai donc poursuivi mon traitement, associant jeûne et urinothérapie, dans l'espoir de retrouver avec le temps la plénitude de ma santé. Dans cette attente, je tombe sur une tribune parlant de la fatigue chronique. Parmi les conséquences de la fatigue chronique, est cité le dysfonctonnement érectile. La même publication affirme que la proportion d'athlètes de haut niveau, victime d'un dysfonctionnement érectile est plus élevée que d'ordinaire.

Le corps, on le force, il craque. Ne dit-on pas : l'excès nuit en tout.

Est-ce que je ne forçais pas ? Est-ce que je ne pratiquais pas un sport de haut niveau, à mon corps défendant ? Parce que j'arpentais les rues à distribuer les imprimés parfois jusqu'à huit heures d'affilé. Il m'est arrivé, une fois à Laval, dans la Mayenne, à la fin de ma journée de travail de ne pas sentir la partie de mon corps en dessous de la ceinture.

La réponse à ma question, bien évidemment, est "oui"

Je décide donc de dire adieu à ce travail éprouvant : il n'était plus question, pour moi, d'arpenter les rues de France pour distribuer les imprimés dans les boîtes à lettres.

Après l'abandon de mon travail de distributeur d'imprimés, mes soucis de santé ne se sont pas normalisés pour autant. Les muscles de mon bas-ventre se sont distendus et ne sont plus stimulés, comme d'ordinaire où j'y sentais une certaine pression lorsque je suis pris d'envie d'aller au WC ou que ma vessie est pleine. En plus cela, il m'arrivait d'être pris de vertiges et d'être épuisé après une position assise prolongée. Voyager en voiture était un supplice. Une fois, j'ai voyagé, en voiture, depuis la Normandie jusqu'en Ile de France. Quel martyre ! En arrivant à Paris, j'étais liquefié.

Que faire, si le repos ne pouvait rien y changer ?

C'est alors qu'une petite voix me dit :

— Achète-toi une poire anale, emplis-la d'urine fermentée et purge-toi.

Séance tenante, je me rends dans une pharmacie, je m'en procure une et me purge. Afin de permettre au produit d'agir, je ne vais pas tout de suite aux toilettes, je laisse passer environ cinq minutes et puis, je vais me soulager. De mon ventre, j'ai vu sortir des choses bizarroïdes : un mélange de sang et de substances visqueuses et translucides. Le lendemain, je me purge de nouveau, les mêmes bizzaroïdes sortent. A partir de cet instant, je savais que je tenais enfin le bon bout.

La guérison

La fatigue pour combattre la fatigue.

Les vertiges et le sang s'étaient dissipés, à la troisième purge. Il ne restait plus que cette substance visqueuse et translucide et la fatigue. Un tout petit mouvement me plongeait dans une fatigue physique qui pouvait durer trois jours voire plus. Cependant, mon état de santé s'était considérablement amélioré. De 0/10, j'en étais à 3/10 et étais convaincu que ma guérison viendrait de la disparition totale de la substance visqueuse. Mais, en attendant, il me fallait bien combattre la fatigue. J'essaie la vitamine C, les médicaments à base de magnésium et de vitamine B6, le résultat est approximatif.

C'est alors qu'en cherchant à combattre la fatigue avec une méthode naturelle, je tombe sur une tribune qui explique que le meilleur moyen de combattre la fatigue, c'est l'exercice physique. Il ne s'agira pas de me flageller, mais d'user d'exercice bref à la fin de duquel je libèrerai assez de toxine par la transpiration. J'ai opté pour le footing : j'ai donc décidé d'adjoindre à la purge d'urine fermentée, la course à pied à petites foulées.

Autant que je ne pouvais pas faire mon footing dans la rue ; je m'achete un tapis roulant.

Je me purge avec de l'urine fermentée, remonte mon caleçon et grimpe sur mon tapis roulant, alors que mes muscles anaux et mes viscères brûlent comme si l'on y avait mis du feu, je me mets à courir à petites foulées. Après 20 mn, je mets fin à la course et cours dans les toilettes pour me soulager. La substance translucide, certainement accumulée pendant plusieurs années, j'en rejette abondamment, mais cette fois pas que sur le moment, mais sur une journée ou deuxs. Maintenant, lorsque j'urine, je sens une pression au niveau de mon conduit urinaire, comme un tuyau qui se débouche.

Lorsque je suis sur le tapis roulant, je ressens une envie pressante d'aller me soulager, alors pour ne pas les faire sur moi, je me tortillonne jusqu'à la fin de mon exercise.

La guérison a un prix, et le prix à payer, pour moi, c'était tout ça : résister à l'envie d'aller se soulager pour permettre au produit de mieux s'attaquer à la maladie. Cette technique m'a permis d'aller plus vite qu'il n'en fallait.

Et puis, petit à petit j'ai commencé de nouveau à ressentir les muscles de mon bas ventre stimulés, et ma vessie regénérée. Mes érections se sont normalisées : elles ne sont plus molles, je n'éjacule plus dès que rentrais en érection.

Que faire devant un dysfonctionnement érectile ?

L'erreur que l'on fait, c'est de recourir aux produits dits aphrodisiaques. Pourtant ces produits ne traitent pas la cause de la maladie, et en faire usage peut se révéler être une perte de temps. C'est comme vouloir soigner, sans la récurer. Si l'on n'est pas sous traitement médical : diabète, hypertension…, le réflexe doit être de procéder à, ce que j'appelle, une cuire de désengorgement des cellules, en associant urinothérapie avec sport, comme j'ai eu à faire. Si la cause est traitée, le dysfonctionnement érectilc se résorbera seul.

Sport et urinothérapie : comment je m'y suis pris ?

Le procédé

1 J'emplis ma poire anale d'urine fermentée et me purge.

2 Je ne vais pas tout de suite aux toilettes en dépit d'éprouver une envie pressante d'y aller.

3 Je monte sur mon tapis de course, le règle d'abord sur 2,5 après deux minutes et trente seconde, je passe à 3 ainsi de suite jusqu'à 8. Puis, je descends à 7,5 après à 7 et ainsi de suite jusqu'à faire 20 minutes de course.

4 Je descends et cours dans les toilettes pour me soulager.

Temps de l'exercice :

Les scientifiques conseillent 30 mn d'exercice physique par séance, toutefois, j'en fais 20. Je ne cours pas plus de 20 mn à chaque fois que je monte sur le tapis roulant. Au bout de 20 mn, je transpire abondamment et mets fin à mon exercice.

Quelle est la fréquence ?

Au début, je le faisais tous les jours de la semaine. Maintenant, j'ai limité ma pratique à trois jours dans la semaine.

La fermentation de l'urine

Comment fermenter l'urine ?

C'est très simple ; il faut la recueillir dans une bouteille de verre propre que vous bouchez et déposez dans un endroit sec. C'est tout.

Quelle urine se fermente plus rapidement ?

J'ai remarqué que les urines recueillies après une longue journée ou après un jeûne se fermentent rapidement. J'ai aussi remarqué qu'elles se fermentaient difficilement, lorsque j'avais bu du lait et un peu plus lentement lorsque j'avais bu beaucoup d'eau.

Quelle est la durée de la fermentation ?

La fermentation de l'urine peut aller d'une semaine à trois mois voire plus. On reconnaît l'urine fermentée à sa couleur marron foncé voire noire. L'urine se bonifie avec le temps : plus elle est vieille, plus elle est puissante et mieux elle soigne. J'ai eu à boire des urines de trois ans d'âge.

L'urine fermentée est-elle stérile ?

Oui ; car je ne vois pas quel microbe ou quel virus pourrais résister à l'urine fermentée ? Elle brûle autant ou plus que l'alcool sur toutes ses formes.

Mes témoignages avec l'urine fermentés : traitement suivi de guérison

Ulcère d'estomac, sinusite, pied d'athlète, teigne, bourbouille, plaie, panaris, urticaire, impuissance masculine, covid 19, grippe, diabète (je précise que je l'ai conseillé à une personne qui n'était qu'à ses premiers résultats), cristaux, d'aucuns disent qu'il soigne les cancers, insomnie, toux, carie dentaire, infections oculaires, infections cutanée, toutes

sortes d'infection, VIH sida…
Quelle quantité prendre :

Un quart de verre à thé me suffisait. Au début, j'en prenais trois fois par jour. Lorsque j'ai recouvré ma santé, j'en prends comme cela me chante.

Comment me contacter ?

Si cela vous intéresse d'échanger avec moi, vous pouvez me contacter par courriel à mon adresse ci-après : leroidavid2308@gmail.com

Mes livres

Je suis aussi romancier et auteur des romans ci-après :

1.Tu es parti sans me dire au revoir (en 2 tomes)

2. Dieu, ne pouvait-Il pas créer notre monde sans le mal ?

Ils sont disponibles sur Amazon France, vous pouvez les consulter ou vous en procurer en copiant ces liens sur Google :

https://www.amazon.fr/Tu-parti-sans-dire-revoir/dp/B09BT9YLJP.

Et/ ou

https://www.amazon.fr/Dieu-pouvait-cr%C3%A9er-notre-monde/dp/B092PG42NV